ધરધથ્થુ ઉપાય

મિહિર જાગૃતિ વોરા

આ પુસ્તક હું મારા માતા પિતા , મોટા ભાઈ ભાભી અને નાની પ્રિય ભત્રીજી ને
અર્પણ કરું છું .

સામગ્રી

પ્રસ્તાવના

આ પુસ્તક માં મારા આજકાલ દૈનિક માં આવેલા મારી કોલમ એક નઝર ના લેખ છે .૨૦૦૫ થી ૨૦૧૪ સુધી મારા લેખ આ કોલમ માં આવ્યા હતા.

સ્વીકૃતિઓ

આ પુસ્તક માં મારા આજકાલ દૈનિક માં આવેલા મારી કોલમ એક નઝર ના લેખ છે આ માટે હું આજકાલ દૈનિક ના મેનેજમેન્ટ , તંત્રી , ટ્રસ્ટી અને તમામ પત્રકાર અને સ્ટાફ નો આભાર માનું છું .૨૦૦૫ થી ૨૦૧૪ સુધી મારા લેખ આ કોલમ માં આવ્યા હતા.

આ પુસ્તક માટે મેં વિવિધ લેખ આધારિત માહિતી વિકિપીડિયા ,લેખ ને લાગતા આવેલા વિવિધ અખબારી અહેવાલ અને જે તે લેખક ના લેખ ના સંદર્ભ નો સહારો લીધો છે તે સૌ નો હું આભાર માનું છું .

અનુક્રમણિકા

1

બાળકને નિરોગી રાખવા આટલું કરો

બાળક નાનું હોય ત્યારે માબાપની ફરજ છે કે એને આરોગ્ય માટે જે હિતકર હોય તે કરવામાં આવે અને બાળક થોડું મોટું અને સમજણું થાય ત્યારે તેની પોતાની પણ જવાબદારી બની જાય છે કે આરોગ્ય બગડે એવું કશું ન કરે.

સામાન્ય શરદીમાં કફ સૂકવી નાખવાની સારવાર લેવાથી આગળ જતાં શ્વાસ, એલર્જિક બ્રોન્કાઈટીસ અને સસણી જેવા રોગો ઘર કરી જાય છેઈમારતનો આધાર જેમ મજબૂત પાયા ઉપર છે તેમ આરોગ્યપૂર્ણ દીર્ઘ જીવનનો આધાર છેક નાનપણથી લીધેલી કાળજી પર છે.

કેટલીક ફેશનેબલ અને નોકરી કરતી બહેનો બાળકને લાંબા સમય સુધી સ્તનપાન કરાવી શકતી નથી. સ્તનપાનથી સૌંદર્ય બગડી જાય છે એવું માનતી માતાઓ ખૂબ જલદીથી બાળકને બહારના દૂધ પર ચડાવી દે છે એને પરિણામે પાયામાંથી જ બાળકનું આરોગ્ય નબળું અને કંગાલ રહી જાય છે.

એને માતા તરફથી જે હૂંફ, આત્મીયતા અને વાત્સલ્યનો અનુભવ થવો જોઈએ. તે અધૂરો અને અતૃપ્ત રહી જાયછે.સ્તનપાન છોડાવ્યા પછી બહારનું દૂધ આપવામાં આવે તો એ બરાબર ઉકાળીને ઠરે ત્યારે જ આપવુ. બાટલી પણ ઉકળતા પાણીમાં નાખીને ધોયેલી જ હોવી જોઈએ.

દૂધ ઉકાળતી વખતે તેમાં વાવડિંગ, વાપુભા, સૂંઠ અને ગંઠોડાનો ભૂકો નાખવામાં આવે તો દૂધ જલદીથી પચી જાય છે અને આરોગ્ય માટે હિતકરબનેછે.બાળક ખાતું થાય એટલે એને સંતુલિત સુપાચ્ય અને પૌષ્ટિક આહાર આપવો.

કોઈ એક રસનો અતિરેક ન કરવો. મધુર રસ બાળકને વધારે ભાવે છે અને સમ્યક્ વિકાસ માટે જરૂરી પણ છે. આમ છતાં ગળ્યો રસ જો અતિશય લેવામાં આવે તો કૃમિ, કફ, શરદી, સસણી, કાકડા અને ચામડીના રોગો થવાની શક્યતા રહે છે.

બાળકને ચોકલેટ, પીપર મિન્ટ, બિસ્કિટ, બરફ ગોળા, કુલ્ફી, આઈસક્રીમ અને ચ્યુઈંગમ વારંવાર ન આપવા, નહીં તો દાંત બગડશે. અને કફજન્ય રોગો પણ થશે.

ઘણી માતાઓ રડતા બાળકને છાનું રાખવા સ્તનપાન કરાવે છે અથવા તો કશુંક ખાવા માટે આપી દે છે. પણ એ બરાબર નથી. કેમકે આ રીતે ભૂખ વિના ખાવાથી બાળકને અજીર્ણ અને એવા જ બીજા અનેક રોગો થાય છે.

વધારે ખાવાથી અથવા તો પૌષ્ટિક આહાર લેવાથી બાળક નીરોગી રહેશે એ માન્યતા ખોટી છે. આથી એવું અને એટલું જ ખાવા માટે આપવું જે સરળતાથી પચી જાય.

આસપાસ વેચાતા ખુલ્લા, વાસી કે ગંદા ખાદ્ય પદાર્થ આપવાથી બાળકનું આરોગ્ય બગડી શકે છે.

બાળક નાનું હોય ત્યારથી જ એને વિવિધ પ્રકારનો અને છએ રસથી યુક્ત આહાર આપવો જોઈએ. અમુક એક શાક કે અમુક એક વાનગી બાળકને પ્રિય ભલે હોય પણ ટેવ તો એને વૈવિધ્યપૂર્ણ આહારની જ પાડવી જોઈએ.

બાળક નાનું હોય ત્યારથી જ એને થોડી કડવાણી આપતા રહેવી, જેનાથી કૃમિ, તાવ કે ચામડીના રોગોની શક્યતા નહીંવત્ બની જાય.

નાના બાળકને રોજ સવારે હરડે, અતિવિષની કળી, ઇન્દ્રયવ અથવા એકાદ કોઈ સારી બાળ સોગઠી ઘસી મધમાં મેળવી પાવી.

બાળકને બને ત્યાં સુધી નિર્દીષ અને આવશ્યક હોય એટલી જ દવા આપવી. બાલ ચાતુર્ભદ્ર ચૂર્ણ, અતિવિષની કળી, સંશમની વટી, બાલાર્ક રસ કે અરવિન્દાસવ જેવી દવા નિર્દીષ હોવાથી લાંબા સમય સુધી આપી શકાય.

દાંત આવે ત્યારે બાળકને દંતોદ્ભેદાન્તક રસ એક એક ગોળી સવાર સાંજ મધસાથેપાવી. બાળકનું શરીર સુંદર અને સશક્ત બને એ માટે રોજ સવારે કોઈ ઔષધીય તેલની માલિશ કરી પછી હૂંફાળા પાણીથી નવરાવવું.

બાળક જો નાનપણથી નબળું, શ્યામ અને સૂકલકડી હોય, ઊંઘમાં દાંત કચકચાવતું હોય, ગુદાના ભાગમાં કશુંક કરડતું હોવાની ફરિયાદ કરતું હોય,

મોંમાંથી લાળ પડતી હોય, ચીડિયો સ્વભાવ થઈ ગયો હોય કે રાત્રે પથારીમાં પેશાબ કરી જતું હોય તો એને કૃમિ છે એમ સમજી જલદીથી ચિકિત્સા કરાવવી જોઈએ. નહીં તો નાનપણથી જ બાળકનું બંધારણ નબળું રહી જાય છે.

બાળકને ધૂળ ખાવાની આદત હોય તો છોડાવવી અને કેલ્શિયમ વધે એવીસારવારકરવી.બાળકને શરદી અને કફ થયા હોય ત્યારે તાત્કાલિક રાહત મેળવવાના આશયથી પણ કફને સૂકવી નાખે એવી કોઈ દવા ન આપવી.

ઘણીવાર તો સામાન્ય શરદીમાં કફ સૂકવી નાખવાની સારવાર લેવાથી આગળ જતાં શ્વાસ, એલર્જિક બ્રોન્કાઈટીસ અને સસણી જેવા રોગો ઘર કરી જાય છે.

બાળકને તાવ આવ્યો હોય ત્યારે ઉતાવળ કરીને કે અકળાઈ જઈને તાવને દાબી દેનારી સારવાર ન કરવી. મોટા ભાગના પોલિયોના કેસ તાવને ઉતાવળ કરીને ઉતારવાથી જ ઊભા થતાં હોય છે.

બાળકને કાયમ કોઈ ભારે દવા આપવાની ટેવ ન પાડશો. રડતું હોય ત્યારે પણ ઊંઘની ટીકડી તો એને આપશો જ નહીં.

બાળક એક કોમળ કળી જેવું છે. એના ફૂલ જેવા શરીરને, હૃદયને, મગજને કે શરીરના કોઈપણ અવયવને નુકશાન કરે એવું એક પણ ઔષધ ન આપશો.

બને ત્યાં સુધી બાળક માંદું પડે પછીથી સારવાર લેવાને બદલે એ નીરોગી રહે એ માટેની સલાહ અને સારવાર લેવામાં વધુ ધ્યાન આપજો અને એવા ચિકિત્સક ઉપર વિશેષ વિશ્વાસ મૂકજો.

બાળક વારંવાર બીમાર પડે એ કોઈપણ રીતે ઈચ્છનીય નથી. સ્પર્ધાથી ભરેલા આ યુગમાં એનું મસ્તિષ્ક વધુ પાવરફૂલ બને, એનું હૃદય નાનપણથી જ સક્ષમ બને,

શરીરના બધા તંત્રો પહેલાથી જ વ્યવસ્થિત રીતે ચાલતા રહે એ માટે ઋતુ પરિવર્તન થાય એ પહેલાં જ એના આહારવિહારમાં કેવો ફેરફાર કરવો એ અંગેની સલાહચોક્કસરીતેમેળવતારહો.

બને ત્યાં સુધી બાળકને નિર્દોષ અને આડ અસર રહિત, સાદા ઔષધો જ આપવા. આયુર્વેદ પાસે સ્વસ્થ, સુંદર, શક્તિશાળી અને બુદ્ધિ ચુર્થથી ભરપૂર બાળકના જન્મ અને ઉછેર માટેનું ઊંડું દર્શન છે.

ગર્ભાધાન પહેલાં અને ગર્ભાધાન પછીના નવેનવ મહિના જો આયુર્વેદ અનુસાર જીવનશૈલી ગોઠવવામાં આવે તો નવી પેઢી માનવામાં ન આવે એટલી સ્વસ્થ હશે.

જ્યા દાક્તરિ સલાહ નિ જરુર હોય ત્યા દાક્તરિ સલાહ ને અવગણસો નહિ.

સંદર્ભ: આરોગ્યગીતા- વત્સલ વસાણી

2
ચાલો જાણીએ જુવારના ઔષધિય ગુણો વિશે

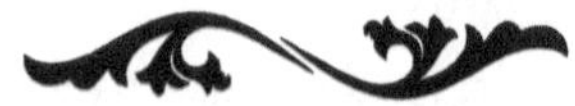

જુવાર એક દેશી અનાજ છે જેની ખેતી ભારતના અનેક રાજ્યોમાં કરવામાં આવે છે. તેના કોમળ ભુટ્ટાને શકીને પણ ખાવામાં આવે છે. આમ જુવાર ખૂબ જ પૌષ્ટિક અને સ્વાદિષ્ટ હોય છે અને તેમાં અનેક પોષકતત્વો પણ જોવા મળે છે.

આદિવાસી જુવારનો રોટલો ખૂબ જ ટેસથી આરોગે છે. જુવારનું વાનસ્પતિક નામ સૌરઘમ બાયકલર છે. દેશી અનાજની રીતે ઉપયોગ કરવાની સાથે જ આદિવાસીઓ તેને હર્બલ નુસખા માટે પણ અપનાવે છે.

ચાલો જાણીએ જુવારના ઔષધિય ગુણો વિશે..બળતરા શાંત કરે છે અને ડાયાબિટીસને દૂર રાખે છેઃજુવારનો લોટ પાણીમાં ભેળવીને શરીર ઉપર લેપ કરવાથી શરીરની બળતરા દૂર થાય છે અને તે શીતળ પણ હોય છે.

જુવારમાં ખૂબ જ મોટા પ્રમાણમાં ફાયબર હોય છે. એટલામ ટે તેને ખાવાથી વજન નથી વધતું. -તેને ખાવાથી કોઈપણ પ્રકારના રોગ નથી થતા.

તે ડાયાબિટીસ અને કબજિયાતને દૂર રાખે છે.

પાતાળકોટના આદિવાસીઓ હર્બલ જાણકારો એવું માને છે કે જુવારના લોટને પાણીમાં મેળવીને રાત્રે ઉકાળી લેવામાં આવે અને અંધારામાં એક જગ્યાએ મૂકી દેવામાં આવે તથા સવારે તેમાં જીરૂ અને છાશ મેળવીને પીવામાં આવે તો પેટની બળતરા ઓછી થઈ જાય છે અને એસીડીટીમાં ઘણો ફાયદો થાય છે.

ડાંગના આદિવાસીઓ શેકેલી જુવારની સથે જ ખાવાની સલાહ આપે છે, તેનાથી પેટની બળતરા ઓછી થાય છે.

માસિક ધર્મ સાથે જોડાયેલા વિકારોના સમાધાન માટે આદિવાસીઓ જુવારના ભુટ્ટાને બાળીને ચારણીથી રાખ ગળીને સંગ્રહિત કરી લે છે. આ રાખની 3 ગ્રામ માત્રામાં લઈને સસવારે ખાલી પેટે માસિક-ધર્મ શરૂ હોય તે દરમિયાન લગભગ એક અઠવાડિયા પહેલા આપવાનું શરૂ કરી દેવું.

જ્યારે માસિક-ધર્મ શરૂ થઈ જાય તો તેનું સેવન બંધ કરી દેવામાં આવે છે, તેમના માનવા પ્રમાણે માસિક-ધર્મના બધા વિકાર દૂર થઈ જાય છે. -જુવાર આપણા હાડકા અને દાંતને મજબૂત બનાવી રાખે છે.

તે લોટ ઘઉંના લોટથી અનેક ગણો સારો છે. જુવારના લોટમાં એન્ટી ઓક્સીડેન્ટ હોય છે. તે ગ્લૂટેન રહિત અને નોન એલર્જિક હોય છે.

જુવારના દાણાની રાખ બનાવીને મંજન કરવાથી દાંત હલવાનું, તેમાં દર્દ થવાનું બંધ તઈ જાય છે. સાથ જ પેઢાનો સોજો પણ સમાપ્ત થઈ જાય છે.

જુવારનો રોટલો દરરોજ છાશમાં ડૂબાડીને ખાવાથી વધુ તરસ લાગવાનું બંધ થઈ જાય છે. ઊંચા પહાડો ઉપર ચઢતા પહેલા આદિવાસીઓ મોટાભાગે જુવારની રોટલી અને છાશનું સેવન કરે છે.

આદિવાસી જુવારના દાણાને શેકીને રાતના સમયે બાળકોને ઓછામાં ઓછા 2 ગ્રામની માત્રામાં મીઠા સાથે મેળવીને ચાવવાની સલાહ આપે છે.

આદિવાસી હર્બલ જાણકારો પ્રમાણે તેનાથી પેટના કીડાઓ મરી જાય છે. પીળીયો થયો હોય તો આદિવાસીઓ તેના બીજને ઉકાળીને દર્દીને તેનું પાણીનું સેવન કરવા આપે છે, એવું માનવામાં આવે છેકે પીળાના દુષ્પરિણામો ઓછા થઈ જાય છે અને હિપેટાઈટિસ રોગમાં પણ કારગર સાહિત થાય છે.

જુવાર બવાસીર અને ધાવોમાં લાભદાયક છે. -જુવાર વિટામીન બી-કોમ્પલેક્સનો સારો સોર્સ છે. શાકાહારી લોકો માટે જુવારનો લોટ પ્રોટીનનો સારો સોર્સ છે.

સંશોધનો બતાવે છ કે તે ખાસ પ્રકારના કેન્સરના ખતરાને ઓછો કરે છે. સાથે જ તે દિલા સાથે સંબંધિત બીમારીઓના દર્દીઓ માટે પણ સારો સોર્સ હોય છે.

જુવારના કાચા દાણા પીસીને તેમાં થોડો કાથો અને ચુનો મેળવીને લગાવવવાથી ચહેરાના ખીલ દૂર થઈ જાય છે. -જો ગરમીને લીધે શરીરમાં બળતરા થતી હોય તો જુવારનો લોટ પાણીમાં ઘોળીને પછી તેનો શરીર ઉપર લેવ કરો.

તે પેટની બળતરા ઓછી કરે છે. શેકેલી જુવાર પતાસાની સાથે ખાવાથી પેટની બળતરા અને તરસ લાગવાનું બંધ થઈ જાય છે.

જુવાર અનેક પ્રકારના મિનરલ્સ, પ્રોટીન્સ અને વિટામીન્સ જોવા મળે છે. તે તમારા આખા શરીરનું પોષણ પ્રદાન કરે છે. જુવારનું નિયમિત સેવન કરવાથી કાર્ડિયો વાસ્ક્યુલર હેલ્દી રહે છે.

સાથે જ કોલેસ્ટ્રોલને કંટ્રોલ રાખે છે.તેના નિયમિત સેવનથીહિમોગ્લોબિનનીખામીદૂરથઈજાયછે. ધઉંના જવારાનો રસ દૂધ, દહીં અને માંસથી અનેકગણો વધુ ગુણકારી હોય છે. દૂધ અને માંસમાં પણ જે ગુણો નથી તે આ જવારાના રસમાં હોયછે.

તેમ છતાં દૂધ, દહીં અને માંસથી તે ખૂબ જ સસ્તો છે. ઘરમાં ઉગવા માટે પણ કાયમ સુલભ હોય છે. એક વ્યક્તિ પણ આ રસનો ઉપયોગ પોતાનું ખોવાયેલું સ્વાસ્થ પાછું મેળવી શકે છે.

ધઉંના જવારાના રસમાં લગભગ દરેક પ્રકારના ક્ષાર અને વિટામીન ઉપલબ્ધ હોય છે. તેને લીધે શરીરમાં જે પણ અભાવ હોય તે આ જ્યૂસથી ઝડપથી પૂરો થઈ જાય છે.

હાઈ બ્લડ પ્રેશરના દર્દીઓને ધઉંનો લોટને ગળીને ચોકર તૈયાર કરીને દૂધમાં ઉકાળીને દરરોજ લેવા જોઈએ. તેનાથી ઘણો ફાયદો થાય છે.

ધઉંને રાતે ભીંજવી દો. સવારે ધઉંને ગળીને અલગ કરી લો અને પાણી પી લો. તેનાથી શક્તિ વધે છે.-ગરમીમાં તેનું સેવન અલ્સરના દર્દીઓ માટે વિશેષ લાભદાયી રહે છે.

તેના દાળિયા ખાવાથી શરીરને ઠંડક મળે છે.

જુવારના રસને નિયમિત સેવન કરવાથી અસાધ્ય રોગો મટી જાય છે.

તેના સેવનથી થાક દૂર થાય છે અને દિવસભર સ્ફૂર્તિનો અહેસાસ થાય છે.

ધઉં અને ચણાને પાણીમાં ઉકાળીને ગળી લેવામાં આવે અને આ પાણીને પીવાથી મૂત્રાશય અને કિડનીની પથરી ગળી જાય છે અને બહાર નિકળી જાય છે.

તેનું સેવન એક મહિનો લગાતાર કરવું જોઈએ.

ધઉંના તાજા કોમળ છોડને વ્હીટ-ગ્રાસ કહેવામાં આવે છે.

વ્હીટ-ઘાસ પીસીને તેનો રસ કાઢીને પીવાથી ડાયાબિટીસ કંટ્રોલમાં રહે છે.

તે સામાન્ય લોકો માટે ઘણુ ગુણકારી હોય છે. દરેક વ્યક્તિને દરરોજ વ્હીટ-ગ્રાસ જ્સૂસનું સેવન કરવું જોઈએ.

દાક્તરિ સલાહ નિ જરુર હોય ત્યા દાક્તરિ સલાહ ને અવગણસો નહિ.

3

પથરી બનવા માટે જવાબદાર પરિબળો

પથરીનો ઉદ્ભવ શા માટે થાય છે એ હજુ સુધી બહુ સ્પષ્ટપણે જાણી શકાયું નથી. પરંતુ કેટલાંક પરિબળો પથરી બનાવાની પ્રક્રિયા ઝડપી બનાવે છે એવું જાણવા મળ્યું છે.

કીડનીનું કામ શરીરમાં પાણીનું પ્રમાણ જાળવી રાખી બિનજરૂરી તત્વોને શરીરની બહાર કાઢવાનું છે. જ્યારે શરીરમાં પાણીની ઉણપ ઉભી થાય ત્યારે કીડની એવો પ્રયત્ન કરે છે કે ઓછામાં ઓછું પાણી અને વધુમાં વધુ કચરો પેશાબ વાટે બહાર નીકળે. આને કારણે જ પેશાબ ઘટ્ટ થાય છે અને પેશાબમાં નીકળતાં તત્વોની સાંદ્રતા (કોન્સન્ટ્રેસન) વધી જાય છે.

જે વખતે પેશાબ ખૂબ સાંદ્ર થઇ જાય ત્યારે એમાં ક્રીસ્ટલ (કણો) થવા લાગે છે અને એક વખત ક્રીસ્ટલ બને પછી એની ઉપર વધુને વધુ તત્વો એમાં ઉમેરાતા જાય છે અને જોતજોતામાં પથરી બની જાય છે આ ઉપરાંત, પેશાબનો ચેપ, વિટામીન એ ની ઉણપ વગેરે પરિબળો પણ પથરીની શરૂઆતમાં જવાબદાર હોય છે.

શરીરમાં અંતઃસ્ત્રાવોનું સંતુલન ખોરવાઇ જાય (દા.ત. પેરાથાઇરોઇડ હોર્મોન વધી જાય) ત્યારે પેશાબ વાટે વધુ કેલ્શિયમ બહાર નીકળે છે અને પથરી થવાની શક્યતા વધી જાય છે. લાંબા સમય સુધી પથારીવશ રહેવાથી હાડકાનું કેલ્શિયમ ઓછું થવા લાગે અને પેશાબ વાટે નીકળવા લાગે છે અને પથારીવશ સ્થિતિમાં કીડનીમાં પેશાબનો ભરાવો પથરી માટે જવાબદાર બને છે.

પેશાબમાં સાઇટ્રેટ અને કોલોઇડલ પદાર્થોનું પ્રમાણ ઘટે ત્યારે પણ પથરી થવાની શક્યતા વધી જાય છે. ગાઉટ તરીકે ઓળખાતી અન્ય એક બિમારીમાં

યુરિક એસિડનું પ્રમાણ શરીરમાં વધી જાય છે જેને લીધે એક્સ-રે માં ન દેખાય (પણ સોનોગ્રાફીમાં દેખાય) એવી યુરિક એસિડની પથરી બને છે.

આ સિવાય બીજી અનેક જાતની પથરીઓ જુદાં જુદાં કારણોસર બનતી હોય છે. કીડનીની પથરી અનેક જાતના જુદાં જુદાં રસાયણિક સંયોજનોથી બનેલી હોય છે. મોટા ભાગની (65 %) પથરીઓ કેલ્શિયમ ઓક્ષલેટ નામનાં રસાયણથી બને છે. 15 ટકા જેટલી પથરીમાં એમોનીયમ મેગ્નેસિયમ ફોસ્ફેટ, 10 ટકા જેટલી પથરીમાં કેલ્શિયમ ફોસ્ફેટ, 5 ટકા પથરીમાં યુરિક એસિડ હોય છે.

પથરીના પ્રકાર પ્રમાણે એ બનવાનાં કારણો પણ જુદાં-જુદાં હોય છે. ઘણાં કિસ્સાઓમાં પથરી બનવાનું ચોક્કસ કારણ જાણી શકાતું નથી.

પથરી એ વારંવાર થયા કરતી તકલીફ છે. કેલ્શિયમની પથરી દસ વર્ષના ગાળામાં 60 ટકા લોકોમાં બીજી વખત થાય છે. જેને થાય એને સામાન્ય રીતે સરેરાશ દર બે-ત્રણ વર્ષે એક નવી પથરી બને છે. - રોગીને કમરથી મૂત્રાશયમાં પુષ્કળ દુખાવો ઉપડે છે.- પેશાબમાં બળતરા થાય છે.- પેશાબ અટકી અટકીને આવે છે.- ઊલટી – ઊબકા આવે. ભૂખ ન લાગે.- પેટ ભારે થઈ જાય. જાણે ગેસથી પેટ ફૂલ્યું હોય.-ઝીણો તાવ રહે. સાંધામાં બહુ દુખાવો થાય.- માથું દુખે, જાતીય શક્તિ ઓછી હોય તેવું લાગે.- રોગીને દુખાવો બહુ ઉપડે ત્યારે તે પોતાનું લિંગ હાથમાં પકડીને ખૂબ ચોળે છતાં તેને સહેજ પણ રાહત થાય નહીં.

ઘણાં લોકોને પોતાના શરીરમાં પથરી છે એની ખબર વર્ષો સુધી નથી પડતી. જે પથરી કીડનીની અંદરના ભાગમાં રહે અને ખસે નહીં એ પથરીને કારણે કોઈ બાહ્ય તકલીફ વ્યક્તિને જણાતી નથી.

જ્યારે પથરી કીડનીમાંથી મૂત્રવાહિની તરફ આવે ત્યારે દુ:ખાવો અને અન્ય તકલીફો થાય છે. પીઠની એક બાજુથી જાંઘ સુધીનો દુ:ખાવો મૂત્રવાહિનીની પથરીને કારણે થાય છે. મૂત્રાશય (બ્લેડર) સુધી પથરી પહોંચે ત્યારે વારંવાર પેશાબ થવો, પેશાબમાં બળતરા થવી અને પેશાબ માટે ઝડપથી દોડવું પડે એવી સ્થિતિ થાય છે.

કિડની અને મૂત્ર માર્ગનો એક્સ-રે કરવાથી મોટા ભાગની કેલ્શિયમયુક્ત પથરીઓ જોઇ શકાય છે. ઘણી વખત બીજા કોઇ કારણસર એક્સ-રે કરાવ્યો હોય અને અકસ્માત જ પથરી દેખાય જાય એવું બને છે.

પથરીનું ચોક્કસ સ્થાન જાણવા ઇન્ટ્રાવીનસ પાયલોગ્રાફી નામની તપાસ કરવામાં આવે છે. જેમાં કીડનીની કામગીરીનો પણ થોડોક અંદાજ આવે છે.

અલ્ટ્રાસોનોગ્રાફીની તપાસમાં પણ કીડનીની પથરીનું કદ તથા પથરીને કારણે પેશાબ માર્ગમાં મોટો અવરોધ કરે તો છેવટે કીડનીને ભારે નુકશાન થઇ શકે છે અને આવા દર્દીઓમાં પથરીને ઓપરેશન દ્વારા કે અન્ય કોઇ રીતે કાઢવી

જરૂરી બની જાય છે.

જો પથરી પેશાબમાં અવરોધ કરતી હોય, ચેપ લાગવા માટે જવાબદાર હોય, અસહ્ય વેદના કરતી હોય કે પેશાબ વાટે લોહી જતું હોય તો એ પથરી કાઢવી જરૂરી બની જાય છે.

નાની પથરી વધુ પાણી-પ્રવાહી પીવાથી નીકળી જાય છે. મોટી પથરી કાઢવા માટે ઓપરેશન કરવું પડે અથવા લીથોટ્રીપ્સી નામની પદ્ધતિથી પથરી તોડીને પેશાબ વાટે કાઢવી પડે.

એક્સ્ટ્રા કોપોરીયલ લીયોટ્રીપ્સીમાં કીડનીની પથરી ઉપર શોક વેવ્સનો મારો (શરીરમાં એકપણ કાપો મૂક્યા વગર) ચલાવવામાં આવે છે. જેને લીઘે પથરીનો ભૂકો થઇ જાય છે અને એ પેશાબ વાટે નીકળી જાય છે.

પરક્યુટેનિયસ અલ્ટ્રાસોનિક લીથોટ્રીપ્સમાં એક ભૂંગળી જેવું સાધન કીડની સુધી નાંખવામાં આવે છે અને ભૂકો કરી નાંખેલ પથરીને સીધી બહાર ખેંચી લેવામાં આવે છે. લેસર લીથોટ્રીપ્સી વાયા યુરેટેરોસ્કોપની નવી પદ્ધતિમાં યુરેટર (મૂત્રવાહિની) ની પથરી દૂરબીન (સ્કોપ) જેવું સાધન પથરી સુધી લઇ જઇ પથરી તોડી બહાર ખેંચી લેવામાં આવે છે.

સૌથી અગત્યની કાળજી છૂટથી પ્રવાહી પીવાની છે. રોજનું બે લીટર પેશાબ થાય એટલું પ્રવાહી (પાણી, ફળનો રસ, નારિયેળ પાણી, શરબત કે અન્ય પ્રવાહી) પીતા રહેવું જોઇએ. પથરીથી દૂર રહેવાનો એ એક સૌથી અગત્યનો ઉપાય છે.

કોઇ પણ વખત લાંબા સમય સુધી તરસ્યા રહેવું નહીં. આ ઉપરાંત, પથરીનો પ્રકાર અને આંતરિક તકલીફ જાણી લઇને એ મુજબ તરત સારવાર કરવી પડે.

કેલ્શિયમ ઓક્સેલેટ સ્ટોન માટે પાલક જેવી ભાજીઓ, સ્ટ્રોબરી, ચોકલેટ, બીટ, ચા અને ઘઉંનું બહારનું પડ ખવાથી દૂર રહેવું જોઇએ. યુરિક એસિડ સ્ટોન માટે માંસાહાર બિલકુલ બંધ કરવો જોઇએ.

આમ, પથરીના પ્રકાર મુજબ ડોક્ટરની સલાહથી ખોરાકમાં પરિવર્તન અને વધુ પ્રવાહી લેવાથી પથરીની તકલીફ આગળ વધતી અટકાવી શકાય છે.

કબજિયાત કે ઝાડા લગાતાર રહેવા, ઊલટી જેવી બેચેની રહેવી, થાક, તીવ્ર પેટ દર્દ થોડી મિનિટ કે પછી કલાકો સુધી ચાલતા રહેવું.

મૂત્ર સંબંધી સંક્રમણની સાથે જ બુખાર, કપકપી, પસીનો આવવો. પેશાબની સાથે-સાથે દર્દ થવું વારંવાર અને એકાએક પેશાબ આવવો, અટકી-અટકીને પેશાબ આવવો, રાત્રે વધુ પેશાબ આવવો, મૂત્રમાં રક્ત આવવું, પેશાબનો રંગ અસામાન્ય થવો.

વધુ પાણી પીવો.-ખોરાકમાં પ્રોટીન, નાઈટ્રોજન અને સોડિયમની માત્ર ઓછી રાખવી.-ચોકલેટ, સોયાબીન, મગફળી, પાલક વગેરેનું સેવન ઓછું કરવું.-જરૂરિયાત કરતા વધુ કોલ્ડડ્રિન્ક્સ પણ નુકસાન પહોંચાડે છે

વિટામીન-સીની વધુ માત્ર ન લેવામાં આવે.-નારંગી વગેરેનો રસ(જ્યૂસ) લેવાથી પથરીનું દર્દ ઓછું થાય છે.

દાક્તરિ સલાહ નિ જરુર હોય ત્યા દાક્તરિ સલાહ ને અવગણસો નહિ.

4

મુખના રોગો દૂર કરી, શરીરે જામેલી ચરબીને ઓગાળે છે ડુંગળી

ડુંગળી ખાધા પછી મુખમાંથી દુર્ગંધ આવે છે. તેના લીધે અનેક લોકો તેને ખાવાથી પરેજી કરે છે. એટલુ જ નહીં, અનેક લોકો તેને ખાવાનું જ છોડી દે છે. પરંતુ શું તમને ખરબર છે તેને ખાવાથી કેટલા ફાયદા થાય છે?

જેટલું ન્યૂટ્રિશિયન તમને એક ફળ ખાવાથી મળે છે તેના કરતા અનેક ગણો વધુ ફાયદો તમને એક ડુંગળી આપી શકે છે. જી હા, આજે અમે તમને બતાવી રહ્યા છીએ ડુંગળીના કેટલાક ફાયદા જને જાણીને તમને આશ્ચર્ય થશે.

ડુંગળીની દુર્ગંધ ખાતી વખતે કે ખાધા પછી ચોક્કસ આવે છે જેનાથી વાત કરતી વખતે કે ડુંગળીની વાસ આવતી હોય છે, જો મુખમાં આવતી આ દુર્ગંધની વાતને જવા દઈએ તો, ડુંગળી દાંત અને મુખમાં થતા ઈન્ફેક્શનમાં ઘણો ફાયદો પહોંચાડે છે.

તે મુખમાં ખતરનાક જર્મ્સને દૂર કરે છે. એટલા માટે ડુંગળીને ડાયટમાં જરૂર સામેલ કરો. ડુંગળીમાં રહેલું ફાઈટોકેમિકલ(કેમિકલ જે શાકભાજીઓ અને ફળોમાં રંગ લાવે છે) ઊંઘ વધારે છે. એટલા માટે જો કોઈને ઊંઘ ન આવવાની બીમારી કે ફરિયાદ હોય તો તેમને ડુંગળી ખાવાનું શરુ કરી દેવું જોઈએ.

રાતે ભોજનમાં ડુંગળીનું સલાડ બનાવીને ખાઓ કે તેનો સૂપ બનાવીને પીવો. ઝડપથી ઊંઘની સમસ્યા દૂર થઈ જશે. ડુંગળીમાં રહેલ વિટામીન-સી અને એન્ટીસેપ્ટિક તત્વ ડાર્ક સ્પોટ અને પિગમેંટેશનને ઓછું કરે છે.

તે ચહેરા કે શરીર ઉપર પડેલા દાગ-ધબ્બાને પણ ઓછા કરે છે. એટલા માટે ડુંગળીને દહીંમાં મેળવીને સ્કિન ઉપર લગાવવી જોઈએ, કે તેનું ફેસપેકમાં નાખવું જોઈએ.

કાચી ડુંગળીની સ્લાઈડ્સને પણ ફેસ ઉપર લગાવવાથી અનેક ફાયદા થાય છે. તે બધુ રોજ કરવાથી ચહેરા ઉપરના દાગ-ધબ્બા દૂર થઈ જાય છે, સાથે જ સ્કિન પણ ગ્લો કરવા લાગે છે.

ડુંગળી કેન્સર જેવી જાનલેવા બીમારીઓમાં પણ ખૂબ જ ફાયદાકારક છે. તે ડેડ, કોલોન અને ગળાના કેન્સરથી બચાવે છે. સાથે જ ગેસ્ટ્રીક અને પ્રોસ્ટેટના ખતરાને પણ ઓછો કરે છે.

આવું ડુંગળીમાં રહેલા ઓર્ગનોસુલ્ફને કારણે થાય છે. ડુંગળીમાં રહેલ તત્વ કેન્સરથી બચાવનારા સેલ્સને રોકે છે.

ડુંગળીમાં રહેલ ફાઈટોકેમિકલ(કેમિકલ જે શાકભાજીઓ અને ફળોમાં રંગ લાવે છે) શરીરમાં વિટામીન સીની અસરને વધારે છે. અર્થાત્ કેમિકલને કારણે વિટામીન-સી શરીરમાંથી સારી રીતે પ્રમોટ થઈ શકે છે.

તેનાથી ઈમ્યુન સિસ્ટમ ઈમ્પ્રુવ થાય છે. એટલું જ નહીં જો તમે તેને રોજ તમારા ભોજનમાં સલાડની સાથે ઉપયોગ કરો છો કો તેનાથી શરદી-ખાંસી અને ફ્લૂ નથી થતો.

સફેદ વાળ રે રુક્ષ વાળ વાટે ડુંગળીની અસર સારી હોય છે. તે વાળને સફેદ થતા અટકાવે છે. વાળને લાંબા કરવા હોય કે ખરતા રોકવા હોય તો પણ ડુંગળી જરૂર ખાવી જોઈએ.

વાળ માટે ડુંગળી યોગ્ય ટ્રિટમેન્ટ છે. એટલા માટે મહિનામાં બેવાર ડુંગળીનું માસ્ક જરૂર લગાવો. ડુંગળીનો રસ લગાવવાથી ઘણો ફાયદો થાય છે. તેનાથી વાળમાં શાઈનિંગ આવે છે.

જો તમે તમારા શરીરે જામેલી ચરબીને ઓગાળવા માટે એક્સરસાઈઝ, યોગા, વોક અને ડાયટિંગ, બધુ જ કરતા હશો. પરંતુ તમે તમારી ડાયટમાં જો ડુંગળી સામેલ કરશો તો ફેટ ઝડપથી બર્ન થશે.

ડુંગળીમાં એવી ક્વોલિટી છે, જે કાર્બોહાઈડ્રેટના મેટાબોલિઝમને ઝડપથી તેજ કરી ફેટને ઝડપથી બર્ન કરવામાં મદદગાર સાબિત થાય છે.

ડુંગળી માસિક ધર્મ દરમિયાન થતા દર્દને ઓછું કરવાનું કામ પણ કરે છે. એટલા માટે રોડ ડુંગળી ખાવી જોઈએ. તેમાં એવા તત્વો પણ રહેલા છે જે પેઈનકિલરનું કામ કરે છે.

એટલા માટે પિરીયડ્સ દરમિયાન 4 કે 5 દિવસ પહેલા ડુંગળી ખાવાનું શરૂ કરી દેવું જોઈએ. ડુંગળીમાં એન્ટી-ઈન્ફ્લેમેટરી, એન્ટી-સેપ્ટિક અને એન્ટી-

બેક્ટેરિયલ પ્રોપર્ટીઝ હોય છે.

તે બધી જ પ્રોપર્ટી પેટમાં થતા દર્દને ઓછી કરે છે અને ઈન્ફેક્શન સામે લડવામાં મદદ કરે છે. ડુંગળી પેટ અને ગેસ સાથે સંબંધિત બીમારીઓમાં ઘણો લાભ પહોંચાડે છે.

ડુંગળીમાં ઓછી માત્રામાં કેલેરી હોય છે અને ફાયબર, આયરન, પોટેશિયમ, વિટામીન અને બાકી બધા ન્યૂટ્રિશિયનલનો સારો સોર્સ હોય છે.

તેને લીધે ડુંગળી ડાયાબિટીસ ડાયટ માટે બેસ્ટ હોય છે. સાથે જ તેમાં એવા કેમિકલ હોય છે જે બ્લડ સુગરના લેવલને નોર્મલ બનાવી રાખે છે.

દાક્તરિ સલાહ નિ જરુર હોય ત્યા દાક્તરિ સલાહ ને અવગણસો નહિ.

5

ભીંડામાં મળતા પોષક તત્વો

જાપાનના"કામી-કોચી" પ્રદેશના યુવાન હોય કે વૃદ્ધ બધા જ વતનીઓ ખૂબ તંદુરસ્ત લાગે છે. કારણ તેઓ બારે માસ "ભીંડા" (ઓકરા)નો ખોરાકમાં ઉપયોગ કરે છે.

એવું કહેવાય છે કે મિસરની મહારાણી "ક્લીઓપેટ્રા"ની સુંદરતા થોડે ઘણે અંશે "ભીંડા"ને આભારી હતી. એક જૂની વાત પણ જાણવા જેવી છે કે જ્યારે બીજા વિશ્વયુદ્ધ વખતે જ્યારે જ્યારે બજારમાં કોફીના બી ઓછા મળતા હતા ત્યારે કોફીના બીને બદલે ભીંડાના બીનો ઉપયોગ કોફી બનાવવા થતો હતો.

એક વાટકો બાફેલા ભીંડા ૨૦૦ ગ્રામ) કેલરી વેલ્યૂ ૪૫ ગણાય ફાઈબરનું પ્રમાણ ૫ ગ્રામ, પ્રોટીન ૨.૫ ગ્રામ, કાર્બોહાયડ્રેટ ૮ ગ્રામ, વિટામિન એ ૭૦૦ ઈ.યુ. વિટામિન સી ૨૫ મિ. ગ્રામ્સ, ફોલિક એસિડ ૪૧ માઈક્રોગ્રામ્સ, કેલશ્યમ ૫૪ મિ. ગ્રામ્ય, આયર્ન ૦.૬ મિ. ગ્રામ, પોટાશયમ ૨૯૦ મિ. ગ્રામ અને મેગનેશિયમ૫૨મિ.ગ્રામછે.

ડાયાબિટીસવાળા દર્દીઓના બ્લડ સુગર લેવલ બે મહિનામાં ઓછા થાય છે.. ભીંડામાં રહેલ રેસા (ફાઈબર)ને કારણે લિવરમાં "બાઈલ એસિડ"ની સાથે આવેલા ટોક્સીક પદાર્થો નાશ પામે છે.

ભીંડામાં રહેલા રેસા (ફાઈબર)ને કારણે ખોરાકનું પાચન થયા પછી રહેલા ટોક્સીક પદાર્થો મળ સાથે સહેલાઈથીબહારનીકળીજાયછે. ભીંડામાં રહેલા રેસા "પ્રોબાયોટિક" જેવું કામ કરે છે.

ભીંડામાં રહેલા રસાયણિક પદાર્થીને કારણે માનસિક રીતે નબળા, થાકેલા અને હતાશ વ્યક્તિઓને ઘણો ફાયદો થાય છે.

ભીંડા આલકલાઈન છે. તેના ઉપયોગથી ખોરાકનું પાચન થયા પછી બાકી રહેલા એસિડથી આંતરડાની અન્તરત્વચા ને નુકશાન થતું નથી અને હોજરી કે આંતરડામાંચાંદા પડતાંનથી.

ભીંડાના ઉપયોગથી ગાળામાં, ફેફસામાં સોજો થતો અટકે છે અને આ ઉપરાંત સંગ્રહણી માંઝાયદોકરેછે.ભીંડામાં રહેલા ફાઈબરને કારણે કબજિયાત થતાં અટકે છે.

ભીંડામાં રહેલ વિટામિન સી પાવરફૂલ એન્ટિઓક્સિડંટ છે જેને લીધે દમના દર્દીઓને ઘણી રાહત થાય છે.

જાપાનમાં થયેલા પ્રયોગ અનુસાર ભીંડાનો ખોરાકમાં નિયમિત ઉપયોગ કરવાથી આંતરડાના કેન્સરથતાંઅટકેછે.

ભીંડાનો ખોરાકમાં નિયમિત ઉપયોગ કરવાથી મોતિયો આવવાની ક્રિયા ધીમી પડેછે.

ભીંડાનો ખોરાકમાં નિયમિત ઉપયોગથી લોહીમાં કોલેસ્ટરોલનું પ્રમાણ ઓછું થાય છે.

જ્યા દાક્તરિ સલાહ નિ જરુર હોય ત્યા દાક્તરિ સલાહ ને અવગણસો નહિ.
સંદર્ભઁ:કોરોના- હર્ષદ રાવલ

6

બદલાતી ઋતુમાં થતા ગળા અને ફેફસાના રોગો

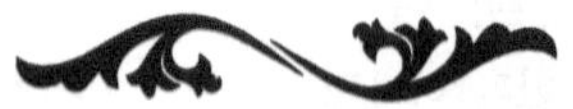

બદલાતી ઋતુમાં થતા ગળા અને ફેફસાના રોગોદર્દનું મૂળ કારણ કાકડા નથી પણ જૂની શરદી છે. એટલે કાકડા દૂર થવા છતાં દર્દીની ફરિયાદ ચાલુ રહે છે.

ગળુ પકડાવું, ગળામાં ખૂબ જ દુઃખાવો થવો. ગળામાં સોજો આવી જવો જેને મેડિકલ ભાષામાં ફોરેન્જાઈટીસ તરીકે ઓળખવામાં આવે છે.

વર્તમાન સમયમાં આ ફરિયાદ નાના-મોટા બધામાં ખૂબ વધતી જાય છે. આના મૂળમાં જૂની શરદી અને કફ રહેલા છે આ દર્દનો સમયસર વ્યવસ્થિત ઈલાજ કરવામાં આવે તો તે અનેક ગંભીર રોગો તરફ ઘસડી જાય છે

.બદલાતા વાતાવરણમાં ફેરફાર કે રાત્રે ઠંડી અને દિવસે ગરમીનો અહેસાસ થાય છે. આ સમય દરમ્યાન વાતાવરણમાં વાઈરસ અને બેક્ટેરીયા ઝડપથી વિકાસ પામે છે.

જેના કારણે શરદી, શળેખમ, એલજીક બ્રોન્કાઈટીસ, કફવાળી તથા વેગવાળી ખાંસી, દમ, ફેફસાના રોગો અને ગળાના રોગો સામાન્ય થઈ પડે છે.ગળામાં દુઃખાવાની કે ચેપની શરૂઆત મોટાભાગે તો નાનાપણથી જ થઈ જતી હોય છે.

જેમાં વારંવાર કાકડા ફૂલી જાય અને ગળામાં ખૂબ જ દુઃખાવો જાય. પછી કાકડામાં ચેપ લાગે, પૂરું થાય જેના કારણે તાવ આવે તાવમાં ટેમ્પરેચર પણ ૧૦૨ થી ૧૦૩ જેટલું ઊંચું રહે જેના કારણે દર્દીઓમાં ખૂબ જ નબળાઈ આવી થાય.

આધુનિક વિજ્ઞાનમાં દવાઓ, એન્ટીબાયોટિક્સ કફ સીરપ દ્વારા તેને દબાવી દેવામાં આવે છે. આ ચેપ વરસ દરમિયાન અનેક વાર લાગે છે અને દર્દ ઊથલો

મારે છે કેમકે હવામાનની સહેજ ફેરફાર કે ખાવાપીવામાં કંઈક કફ, તળેલું તીખું આવી જાય એટલે શરીરના મુખ્ય પ્રવેશદ્વાર સમાન ગળાને જ પહેલું પકડે.

આવું થાય ત્યારે ગળામાંથી પ્રવાહી ઊતારવું પણ મુશ્કેલ બની જાય તેટલું અસહ્ય દર્દ થાય. દર્દ અને તાવના કારણે દર્દી સાવ નંખાઈ જાય સમય જતા ભારે એન્ટીબાયોટીક દવાઓ પણ બેઅસરતા પૂરવાર થાય ત્યારે ઓપરેશન કરાવી કાકડા દૂર કરવાની સલાહ અપાય..પરંતુ આ દર્દનું મૂળ કારણ કાકડા નથી પણ જૂની શરદી છે.

એટલે કાકડા દૂર થવા છતાં દર્દીની ફરિયાદ ચાલુ રહે છે. આ દર્દમાં ગળામાં કફ ચોંટી રહે. માથામાં આંખની બન્ને બાજુ દુઃખાવો થવો. નાકમાંથી પાણી કે જાડું કફ નીકળવાની પણ ફરિયાદ જોવા મળે છે તેમાં ચહેરાના પોલાણવાળા હાડકાં કે જેને તબીબી ભાષામાં સાયનસ તરીકે ઓળખવામાં આવે છે.

તેમ કફ ભરાઈને ચેપ લાગે છે. ગળામાં ખરખરી બાજી જવી રોજ સૂતી વખતે નાક બંધ થઈ જવું જેવી તકલીફ જોવા મળે છે.નાકમાં ચેપ લાગવાથી નાકમાંથી પાણી પડે ચીકણું અને જાડુ કફ નીકળે છે.

તાળવામાં બળતર બળે છે. પછી તે ચેપ આગળ વધે છે. અને ગળામાં સોજો ગળામાં લાલશ, ગળામાં અને મોમાં ચાંદા પડવા અને પ્રવાહી પણ ઊતરે નહીં તેવો દુઃખાવો થાય. સાથે સાથે સ્વરનલિકામાં પણ ચેપ લાગે જેને બેરેન્જાઇટીસ તરીકે ઓળખવામાં આવે છે.

જેમાં અવાજ ખરખરો થઈ જાય છે કે બેસી જાય છે. આ ચેપ કાનમાં પ્રસરણ પામે તો કાનમાં ખૂબ જ દુઃખાવો થાય. લપકારા મારે અને બરાબર ઈલાજ ન થાય તો કાનમાં પરુ થઈ જાય અને કાનના પડદામાં કાણુ પડી જાય.

આ બધામાં તાવ પણ ખૂબ જ આવે છે. જેથી દર્દીમાં ખૂબ જ અશક્તિ આવી જાય છે. તેની રોગપ્રતિકારક શક્તિ સાવ ઘટી જાય છે. ગજુ સુકું અને પીળાશ પડતા પડવાળું દેખાય છે.

ગળામાં લાગેલા ચેપની જો સમયસર અને યોગ્ય સારવાર કરવામાં ન આવે તો તે અનેક ગંભીર રોગો તરફ લઈ જાય છે. જેમ કે આ ચેપ ફેફસા સુધી પ્રસરતી બ્રોન્કાઈટીસ, બ્રોન્કીયલ અસ્થમા અને દમ કરે છે.

આ શરદીનો ચેપ કિડનીને પણ બગાડી શકે છે. તેના કારણે પેશાબમાં આલ્યુમીન જવા લાગે છે. જે કિડની ખરાબીની શરૂઆત કરે છે.

તેમાં ક્રિએટીનીન ૩.૫ થી ૫ સુધી થઈ છે. ગળાની આ બીમારી સંધીવા, ર્યુમેટીઝમ મેનેન્જાઇટીસ દમ-શ્વાસ જેવી ગંભીર બીમારીઓ માટે પણ જવાબદાર હોઈ શકે છે.

ગળાનો આ સોજો કેવા પ્રકારના છે તેનો અભ્યાસ કરે છે. ગળુ પુરું સુકેલ હોય પ્રવાહી પણ ઉતરવામાં મુશ્કેલી પડતી હોય શ્વાસ લેવામાં તકલીફ થતી હોય,

ગળામાં રેશો ભરાઈ ગયો હોય તેવું લાગે છે કે ડચૂરો લાગી ગયો હોય તેવું લાગે છે. ગળાનો રંગ લાલાશ પડતો, પીળો કે ભૂરાશ પડતો છે તે જોવામાં આવે છે.

જ્યા દાક્તરિ સલાહ નિ જરુર હોય ત્યા દાક્તરિ સલાહ ને અવગણસો નહિ.

સંદભઁ: હેલ્થટીટ્રિબટ્સ - મુકુન્દ મહેતા

7

ડાબે પડખે સૂઈ રહેવાના કેટલા બધા ફાયદા છે!

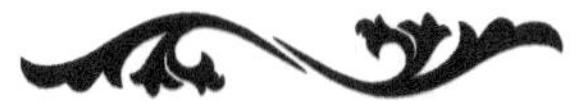

વૈજ્ઞાનિકો એ ઘણા બધા પ્રયોગો પછી શોધી કાઢ્યું છે કે તમારા શારીરિક અને માનસિક આરોગ્ય માટે તમે રાત્રે કઈ રીતે સૂઈ જાઓ છો.

તે સૌ કોઈએ જાણવું ખૂબ જરૂરી છે તમે કેટલા કલાક સૂઈ જાઓ છો અગત્યનું નથી પણ કેવી રીતે સૂઈ જાઓ છો તે અગત્યનું છે.

છેલ્લા સંશોધન પ્રમાણે જે લોકો ડાબે પડખે સૂઈ જાય છે.તેઓ જમણે પડખે સૂઈ જનારા કરતાં વધારે તંદુરસ્ત બને છે આ વાતનો ઉલ્લેખ આપણાં દેશના આયુર્વેદના પુરાણા ગ્રંથ 'ચરક સંહિતા'માં પણ કરેલો છે.

રાત્રે પથારીમાં સૂઈ જાઓ ત્યારે ડાબે પડખે સૂઈ રહેવાથી થતાં ફાયદા જોઇએ તો ડાબે પડખે સૂવાથી કરોડના હાડકાં પર જોર ઓછું પડે છે. જો તમને કમરનો દુ:ખાવો કાયમ રહેતો હોય તો ડાબે પડખે સુવાથી કમરનો દુ:ખાવો ઓછો થઈ જાય છે.

તમારા શરીરની 'લીમ્ફેટિક સિસ્ટમ' વધારે સક્રિય થાય છે. જેની અસરથી શરીરમાં ખાસ કરીને મગજમાં એકઠા થયેલા ઝેરી પદાર્થો (ટોકસીન્સ) અને બિનઉપયોગી કચરો 'લીમ્ફનોડ'ની મારફતે બહાર નીકળી જાય છે.

હૃદયને ફાયદો થાય છે.ગ્રેવીટિને કારણે હૃદય મારફતે જુદા જુદા અંગોને લોહી પહોંચાડનારી આર્ટરીમાં લોહીનું પરિભ્રમણ સારું થાય છે અને લીમ્ફનોડ મારફતે હૃદય તરફ લીમ્ફની નળીઓમાં લીમ્ફ સારી રીતે જાય છે.

હાર્ટ બર્ન થતો અટકે છે. ડાબે પડખે સુવાથી હોજરીમાંથી એસિડ અને ખોરાકનો નહીં પાચન થયેલો ભાગ અન્નનળીમાં પાછો જતો નથી એટલે એસિડિટી થતી નથી.

હવે તમને જ્યારે જ્યારે એસિડીટી જેવું લાગે ત્યારે થોડી વાર ડાબે પડખે સૂઈ રહેજો. એસિડીટીનાં લક્ષણો ઓછા થઈ જશે. ડાબે પડખે સૂઈ જવાથી તમારી હોજરી અને પેંક્રિયાસ પેટમાં થોડા ઊંચે રહેવાથી હોજરીના પાચક રસો અને પેંક્રિયાસમાંથી નીકળતા એંન્ઝાઈમને કારણે લીધેલા ખોરાકનું પાચન સારી રીતે થાય છે એટલે કે પાચન શક્તિ સુધરે છે.

ડાબે પડખે સૂઈ જવાથી ખોરાકનું પાચન થયા પછી વઘેલો નકામો કચરો મોટા આંતરડામાંથી મળાશયમાં સરળતાથી જાય છે. આને કારણે તમે સવારે ઊઠો કે તમારે મળત્યાગ માટે જવું પડે છે.

ડાબે પડખે સૂઈ જવાથી તમારી કરોડના હાડકાં પર જોર ઓછું પડે છે. આને કારણે જો તમને કમરનો દુ:ખાવો કાયમ રહેતો હોય તો ડાબે પડખે સુવાથી કમરનો દુ:ખાવો ઓછો થઈ જાય છે.

ગર્ભવતી સ્ત્રી ડાબે પડખે સુઈ જવાનું રાખે તો તેને થતો કમરનો દુ:ખાવો તો ઓછો થઈ જશે પણ સાથે-સાથે લિવર પર ગર્ભાશયનું દબાણ નહીં આવવાથી લોહીનું પરિભ્રમણ સારી રીતે થશે જેનો લાભ ગર્ભાશય, તેમાં રહેલા ગર્ભ અને કિડનીને મળશે.

તમારી સ્પ્લીન (બરોળ) તમારા શરીરની ડાબી બાજુએ છે, ડાબી બાજુએ સૂઈ જવાથી તેમાં એકઠો થયેલો કચરો જલ્દી નીકળી જવાથી તમારા શરીરમાં સ્ફૂર્તિ આવે છે.

ડાબે પડખે સૂઈ જવાથી નસકોરાં બોલતા બંધ થઈ જશે કારણ તમારી શ્વાસ નળી ઉપર થતું તમારી જીભના અને ગળાના સ્નાયુનું દબાણ ઓછું થઈ જશે.

ડાબે પડખે સૂઈ જવાથી તમારા મગજમાં એકઠા થયેલા ટોક્સીન પદાર્થ સરળતાથી નીકળી જાય છે એટલે તમે જ્યારે સવારે પથારીમાંથી ઊઠો છો ત્યારે તમને એકદમ સ્ફૂર્તિ લાગે છે.

જ્યા દાક્તરિ સલાહ નિ જરુર હોય ત્યા દાક્તરિ સલાહ ને અવગણસો નહિ.

સંદર્ભ: હેલ્થટીટ્રિબટ્સ - મુકુન્દ મહેતા

8

શિયાળા મા શરદી-સળેખમનો ઉપાય

શિયાળા મા વધતી ઠંડીને કારણે પ્રકોપ પામતો કફ એ શરદી- સળેખમ જેવી સમસ્યાનું મુખ્ય કારણ છે.પરિવર્તન સાથે રોગોત્પત્તિને સંબંધ છે.

જેમ કે, વસંતઋતુમાં શરદી- સળેખમ, કાકડા, કાનની રસી, એલજીજન્ય રોગો તથા ઇન્ફેક્શન જોવા મળે છે. આવા રોગો પાછળ કેટલાક ચોક્કસ કારણો રહેલાં છે.

આવા કારણો વિષે જાણકારી મેળવી આપણે રોગ ન થાય તેની તકેદારી રાખી શકીએ.પહેલી મહત્વની બાબત એ છે કે શિયાળાની ઠંડીમાં સંચિત થયેલો કફ ઠંડીવધતા પ્રકોપ પામે છે.

શિયાળામાં આરોગેલા તેલ-ધી યુક્ત પદાર્થો, વસાણા, મીઠાઇના અતિરેકની કિંમત થતાં રોગો પેટે ચૂકવવી પડે છે. શિયાળા મા વધતી ઠંડીને કારણે કફ એ શરદી- સળેખમ જેવી સમસ્યાનું મુખ્ય કારણ છે.

બીજી મહત્વની બાબત તે શિયાળા મા વધતી ઠંડીને કારણે ખીલતા પુષ્પોની છે. પુષ્પોમાં પરાગરજ રહેલાં છે. અતિ સુક્ષ્મ એવા, પ્રોટિનના બનેલા આવા પોલન્સ વસંતકાલ દરમ્યાન લાખો કરોડોની સંખ્યામાં હવામાં ઉડતા હોય છે, જે શ્વાસ દ્વારા ફેફસામાં દાખલ થતાં સખત છીંકો, ઉધરસ, શ્વાસ લેવામાં તકલીફ જેવી સમસ્યાઓ ઊભી કરે છે અને થોડા વખત પછી એ શરદી- સળેખમના પ્રકોપ સ્વરૂપે ઉગ્રરૂપ ધારણ કરે છે.

ત્રીજી મહત્વની બાબત છે તે- પ્રત્યેક ઋતુના બદલાવ સાથે શરીરનું અનુકૂલન સાધવાની ઠંડી ઓછી થઇ ઉત્તરાયન કાલમાં વસંત ઋતુની શરૂઆત થાય છે ત્યારે આબોહવાના પરિવર્તનો સામે શરીરને અનૂકૂલન સાધતા થોડો

સમય લાગે છે.

આવા ગાળામાં રોગપ્રતિકાર શક્તિમાં અસંતુલન સર્જાય છે. જેથી શરીર વારંવાર ઇન્ફેક્શન કે ચેપનો ભોગ બને છે.શિયાળા મા વધતી ઠંડીને કારણે ચાલવા જવાનો શ્રેષ્ઠ સમય છે. ભ્રમણ કરવાથી કે ચાલવાથી રક્તનું પરિભ્રમણ સુધરે છે.

ઉપરાંત ભૂખ ઉઘડે છે. ખોરાક પ્રત્યે રૂચિ વધે છે. વધારાનો મેદ- ચરબી અને કફ ઓછા થાય છે. સંધ્યા ભોજનના એક- દોઢ કલાક પછી નિત્ય ચાલવાની ટેવ આ કાળમાં થતાં ઘણાં રોગો સામે પ્રતિકારનું કામ કરશે.

યાદ એ રાખવું કે, ઝડપથી ચાલવું કે દોડવું નહિ હળવી લટાર મારતા હોઇએ એમ મંદ ગતિએ ચાલવું ફાયદાકારક રહેશે. પુષ્પ થકી હવામાં ઉડતા પોલન્સ સામે રક્ષણ મેળવવા નોઝલ માસ્ક પહેરવું અથવા નાક આગળ કોટનનું કપડું રાખવું.

નાકમાં દેશીદિવેલ લગાવી રાખવું. કેટલીક વ્યક્તિઓમાં માત્ર આમ કરવાથી જ એલજીજન્ય શરદી સળેખમ દૂર થઇ જાય છે અને કોઇ વિશેષ ઔષધી લેવાની જરૂર રહેતી નથી લૂખા ભોજન એટલે કે તેલ, ઘી, માખણ, મલાઇનો ઉપયોગ ન થયો હોય એવા તળ્યા વગરના અને વઘાર કર્યા વગરના ભોજનનો મહિમા સમજવો.

ખાસ કરીને શરદી- સળેખમ, એલજીજન્ય શ્વાસની તકલીફ જણાઇ આવે કે તુરંત ખોરાકમાંથી ઉપર જણાવેલી વસ્તુઓનો ત્યાગ કરવો આશરે અઠવાડિયા માટે બાફેલા ખોરાક પર ઉતરી જવું.

બધા જ મસાલાનો ઉપયોગ કરી સ્વાદિષ્ટ અને રૂચિકર ખાવાનું ખાવું પણ વઘાર કરવો નહિ. આમ કરવાથી પ્રકોપ પામેલ કફ દોષ શાંત થશે. શરીરમાં હળવો ખોરાક જતાં હોજરી અને આંતરડાની કાર્યક્ષમતા વધશે.

લૂખા ખોરાકમાં મકાઇ કે જુવારની શેકેલી ધાણી, શેકેલા તમક- હળદરવાળા ચણા, બધા જ શેકેલા કઠોળનો ખોરાકમાં છૂટથી ઉપયોગ કરવો. આ સાથે શરદી સળેખમથી સમસ્યાવાળાઓએ ગળપણ સદંતર બંધ કરવું.

જૂની કબજિયાત પણ શરદી- સળેખમનું એક કારણ હોઇ રાત્રે દિવેલમાં શેકેલી હરડે ગરમ પાણી સાથે લેવી. બપોરની ઊંઘ, રાતનો ઉજાગરો, ભય, શોક અને અતિપરિશ્રમ પણ શરદી- સળેખમનું કારણ બનતા હોઇ સમજણપૂર્વક ત્યાગવા.

શિયાળા મા વધતી ઠંડીને કારણે દસગ્રામ ખાંડેલી વરિયાળી, પાંચ ગ્રામ આમળા ચૂર્ણ, પાંચ ગ્રામ બહેડા ચૂર્ણ, અઢી ગ્રામ સૂંઠ, અઢી ગ્રામ, ગંઠોડા, અઢી ગ્રામ વાવડિંગ, અઢી ગ્રામ, હળદર, અઢી ગ્રામ અજમો, બે ગ્રામ સંચળ, એક

ગ્રામ મરી, એક ગ્રામ ચિત્રક, દસ નંગ તુલસીના પાન તથા એક નંગ ડીંટુ કાઢેલ નાગરવેલના પાનને એક નાના ગ્લાસ પાણી માં ઉકાળવા તુલસી અને નાગરવેલના પાનને અધકચરા વાટી પછી ઉમેરવા.

અડધો ગ્લાસ પાણી વધે ત્યાં સુધી ઉકાળી, ગાળી, આવો ઉકાળો સવાર-સાંજ નવશેકો ગરમ હોય ત્યારે પીવો.

ઉકાળો લીધાની પંદર મિનિટ પહેલા અને પછી અન્ન જળ- લેવા નહિ. જેમની પ્રકૃતિ ગરમ હોય, પિત્ત- દાહ બળતરા- એસિડિટી જેવી તકલીફ રહેતી હોય તેમણે આવા ઉકાળામાંથી માત્ર બે ચમચી ઉકાળાનું સેવન કરવું.

એથી વધુ નહિ બાળકોને એક-એક ચમચી આપી શકાય.આ ઔષધીય ઉકાળો શરદી સળેખમ ઉપરાંત કાકડા ઉધરસ, છીંકો અને સ્વાઇન ફ્લૂના લક્ષણોમાં એટલો જ અકસીર છે.

સાંજના સમયે અજમો નાખેલા ગરમ પાણીથી નાસ લેવો.

જ્યા દાક્તરી સારવાર ની જરુર પડે તો તરત સારવાર માટે દોડી જાજો.

સદર્ભ :આરોગ્ય ગીતા - વિસ્મય ઠાકર